CONTRIBUTION A L'ÉTUDE

DES

PARALYSIES PUERPÉRALES

D'ORIGINE ECLAMPTIQUE

—

PAR

Théophile-Louis BERNARD

Né à Nantes, le 4 Août 1858

PARIS

LIBRAIRIE OLLIER-HENRY

13, RUE DE L'ÉCOLE DE MÉDECINE, 13

1884

CONTRIBUTION A L'ÉTUDE

DES

PARALYSIES PUERPÉRALES

D'ORIGINE ECLAMPTIQUE

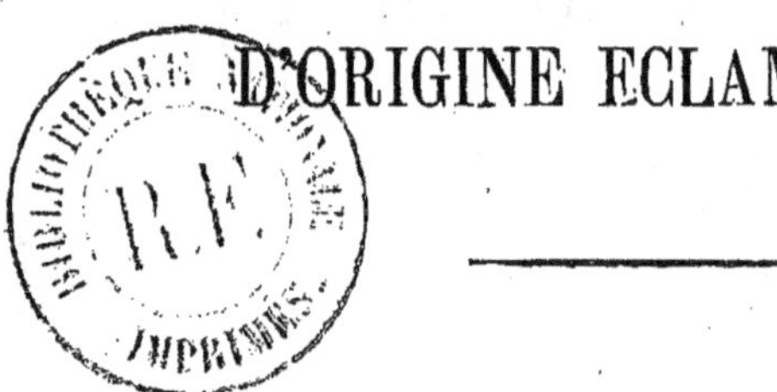

———

PAR

Théophile-Louis BERNARD

Né à Nantes, le 4 Août 1858

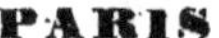

PARIS

LIBRAIRIE OLLIER-HENRY

13, RUE DE L'ÉCOLE DE MÉDECINE, 13

—

1884

A mon Président de Thèse

M. le Professeur PAJOT

———

A mes maîtres dans les hôpitaux

A M. le docteur LEGROUX

Médecin de l'hôpital Laënnec,
Professeur agrégé de la Faculté de Médecine.

———

A M. le docteur LETULLE

Médecin des hôpitaux.

———

A M. le docteur JOFFROY

Médecin des hôpitaux
Professeur agrégé de la Faculté de médecine de Paris.

———

A LA MÉMOIRE DE MA MERE

———

A MON PERE

———

A MES AMIS

———

PRÉFACE.

Si nous n'avions en vue dans ce travail que l'étude des paralysies puerpérales, en général, notre tâche serait relativement facile.

Nous n'aurions qu'à fouiller les thèses et les ouvrages les plus récents pour trouver beaucoup de matériaux et faire une œuvre de compilation plus ou moins intéressante ; mais tel n'a point été notre but; nous avons circonscrit notre travail dans d'étroites limites, et nous avons voulu mettre, en lumière, les relations directes ou éloignées, qu'il y a, entre quelques paralysies puerpérales et l'éclampsie.

Cette portion des paralysies puerpérales dont la pathogénie a été peu étudiée est intéressante à plus d'un titre à cause de la rareté des observations.

Témoin, pendant notre séjour à l'hôpital Beaujon, d'une attaque d'éclampsie, suivie d'une hémiplégie persistante nous cherchâmes à rapprocher l'effet de la cause; presque tous les auteurs classiques restèrent muets à cet égard. Cette question à peine élucidée nous força à faire quelques recherches, et ce sont ces recherches que nous avons voulu réunir dans un faisceau pour les offrir à l'appréciation des accoucheurs.

Quand nous disons que cette question du rapport des paralysies puerpérales avec l'éclampsie n'a pas été traitée par les auteurs classiques nous dépassons les limites d'une saine critique.

M. Charpentier, en effet, dans son intéressant ouvrage sur les accouchements (*traité d'accouchement*, p. 755) nous dit: « Deux grandes causes nous paraissent dominer la pathogénie des paralysies puerpérales ;

En premier lieu, les lésions cérébrales :

Congestions, hémorrhagies, thrombose des sinus, qu'elles soient primitives, comme le veut Menière, ou qu'elles soient consécutives à des affections cardiaques, endocardite puerpérale aigüe de Simpson et Decornière, ou endocardite subaigüe progressive d'Ollivier, ou enfin la conséquence de troubles gravido-cardiaques. (Peter, Marty, Berthiot, Porak.)—

En deuxième lieu, les paralysies liées à la présence de l'albumine dans les urines, *qu'elles soient ou non accompagnées d'éclampsie* ».

L'éclampsie a donc été mise en jeu, comme cause occasionnelle, et si l'on songe que nous n'avons pas encore, au sujet de l'éclampsie, une théorie absolument incontestable, en rapport avec tous les faits, si l'on réfléchit aux lésions diverses de toutes sortes, et aux troubles fonctionnels provoqués par ces crises convulsives, nous verrons qu'il est bien plus simple et bien plus rationnel de faire intervenir directement, dans les cas où elle existe, l'Éclampsie comme cause efficiente des paralysies, sans cependant rien préjuger pour cela des lésions matérielles du système nerveux constatées ou non, puisque l'Éclampsie

en est universellement regardée comme la cause première.

Partant de ce principe que toute femme grosse, atteinte
d'albuminurie, est sous la menace de crises convulsives,
p'attaques d'Éclampsie, il ne nous sera pas difficile de
prouver que la paralysie dans ces conditions est une manifestation pathologique de la maladie *Éclampsie*.

Donc notre point de départ est l'Éclampsie:

Mais, l'Éclampsie est elle-même la cause de congestions
cérébrales, méningées ou parenchymateuses, de phénomènes d'ischémie cérébrales, de troubles divers en un
mot; nous les étudierons aussi en passant, tout en nous
maintenant sur le terrain que nous avons choisi et nous
les discuterons après chacune de nos observations.

I.

M. Charpentier dans son récent ouvrage n'hésite pas à dire : l'Éclampsie pour nous est intimement liée à l'albuminurie gravidique.

Presque tous les auteurs admettent aujourd'hui la liaison de l'éclampsie puerpérale avec l'albuminurie.

La véritable éclampsie des femmes en couche, dit Frerichs, ne se montre que chez les femmes souffrant de l'affection rénale décrite par Bright, elle est le résultat de l'intorication urémique avec laquelle elle est identique d'ailleurs par ses phénomènes. Les lésions du rein, ajoute cet auteur, ne sont pas toujours très tranchées à première vue ; elles sont même peu avancées en général, mais le microscope les révèle avec précision.

Pour Imbert-Gourbeyre également :

« La véritable éclampsie n'est autre chose que le mal « de Brigth puerpéral dans lequel il survient des con-« vulsions ; c'est la maladie de Brigth se développant « pendant la grossesse et y apparaissant avec prédomi-« nance d'une forme particulière d'accidents cérébraux. »

« *(Imbert-Goubeyre. De l'albuminurie puerpérale, et de* « *ses rapports avec l'éclampsie).*

Wieger, dans un savant mémoire, relie de même l'éclampsie à l'albuminurie. « Les cylindres fibrineux ne manquent jamais dans l'urine des femmes atteintes d'albuminurie pour peu qu'elle soit notable ». Il réunit dans un tableau les altérations rénales trouvées à l'autopsie, et arrive à cette conclusion : « Les altérations profondes du rein sont plus nombreuses que les états congestifs simples, contrairement à ce qu'on pouvait attendre.

De même encore Braum :

« La coïncidence de l'éclampsie et de l'albuminurie est un fait incontesté.............. J'ai, depuis plusieurs années, analysé les nombreuses opinions émises sur les causes de l'éclampsie et je suis arrivé à cette conclusion que la maladie de Brigth aigüe, et une intoxication urémique du sang sont la cause de l'éclampsie.

Blot (th. Paris 1859) Devilliers et Regnault (arch. générales, 1858) se rapprochent aussi de cette opinion.

L'analyse du sang faite au point de vue de la recherche de l'urée vient du reste confirmer cette idée théorique. « Le sang de la saignée soumis immédiatement à l'analyse chimique par Hepp et Fritz, contenait 0,0519 0/0 d'urée, c'est-à-dire plus du triple de la moyenne phyriologique. (Bulletin de thérapeutique, 1862, p. 267).

Mais, ne soyons pas absolu ! Admettons qu'il existe des cas d'éclampsie puerpérale, en dehors de l'albuminurie, en dehors de toute lésion rénale, ainsi que de célèbres observateurs l'ont prétendu, ainsi que de nombreuses observations le démontrent.

Ce qui est étonnant, et nous laissons la parole à M. le professeur Fournier, c'est que les cas d'éclampsie dans lesquels on n'a pu retrouver d'albuminurie ne soient pas plus nombreux. Toutes les convulsions qui se produisent pendant la grossesse et l'accouchement ne sauraient en effet relever d'une cause unique.

L'éclampsie et le coma sont des phénomènes communs qui peuvent se montrer à propos d'excitations bien différentes en raison de lésions variables de l'encéphale. Ce ne sont pas, en définitif, des phénomènes liés nécessairement et uniquement à l'affection rénale, et à ce titre il faut bien admettre que l'éclampsie dans l'état puerpéral peut se montrer en dehors de l'albuminurie. »

In medio stat virtus ! Et nous nous rangeons à l'avis de notre éminent maître.

Mais si, dans un grand nombre de cas, comme l'affirment les savants remarquables que nous avons cité, l'éclampsie se rattache à l'albuminurie, pourquoi n'aller pas chercher dans cette dernière et dans les lésions rénales, la cause première, l'origine des paralysies puerpérales succédant à une attaque d'éclampsie ?

A cet égard pourra-t-on m'objecter, les avis sont partagés !

Et si Rayer, dans ses beaux travaux sur les maladies des reins, nous dit que les paraplégies urinaires sont celles qui se présentent le plus souvent à l'observation, qu'elles se développent dans le cours des maladies aiguës ou chroniques de l'urêthre, de la vessie, de la prostate ou des reins.

Hervieux, parlant de la paraplégie albuminurique, et analysant trois observations dont nous parlerons plus loin, dont la première est empruntée au mémoire d'Imbert-

Pourbeyre, la seconde au travail d'Abeille et la troisième à la thèse de Lecorché, conclut en disant :

« Jusqu'à plus ample information, nous croyons devoir reléguer la paraplégie albuminurique parmi les variétés qui ont besoin de démonstration.

M. le professeur Jaccoud s'exprime d'une façon plus nette et plus tranchante encore : « Il n'existe aucune relation entre la paraplégie et l'albuminurie de la grossesse. (*Jaccoud. Des paraplégies et de l'Ataxée. — Paris*-1865, p. 370).

M. Tarnier (*Cazeaux*, p. 504) pense avec plusieurs auteurs que l'urémie ne produit jamais, ni hémiplégie, ni paraplégie ; mais il accepte l'origine urémique dans les paralysies sensorielles (amaurose, surdité, etc.).

Nous avons donc dans les deux camps des autorités scientifiques avec lesquelles il faut compter.

Cependant, puisque l'albuminurie, l'urémie, produiraient, ainsi que l'admet M. le professeur Tarnier, des troubles aussi profonds dans le fonctionnement des organes des sens, pourquoi n'en pourraient-elles pas produire dans le fonctionnement des organes de la locomotion ? C'est ce que le savant gynecologiste ne nous dit pas !

Nous ne voyons pas, pourtant, qu'il soit bien audacieux d'assimiler les troubles sensoriels aux troubles locomoteurs ! Quelle différence y aurait-il au point de vue de l'influence de l'urémie sur le système nerveux, entre les nerfs sensoriels et les nerfs moteurs ?

Lasègue, tout en combattant la thèse que nous soutenons, nous fournira un bon appoint :

Étudiant les accidents cérébraux qui surviennent dans

la maladie de Brigth, il signale le coma, les convulsions, le délire, les troubles des sens, mais constate l'absence de paralysie, et insiste beaucoup sur ce fait. « L'absence de paralysie, l'état tout particulier de la respiration suffiraient presque à lever les doutes ; à quelque époque de la maladie qu'on observe, quelle que soit l'intensité de la stupeur, on ne constate de paralysie, si limitée, si incomplète, qu'on veuille le supposer. Toutes les fois qu'une paralysie concomitante est signalée, on peut affirmer qu'elle relève d'une cause locale et n'est pas sous la dépendance de la maladie de Brigth. — Brigth lui-même a posé implicitement cette distinction, que l'expérience confirme pleinement ».

Mais l'éminent et regretté professeur ne nous dit-il pas que si la paralysie existe, elle relève d'une cause locale ?

Eh bien ! si cette cause locale relève elle-même de l'éclampsie, c'est-à-dire si l'éclampsie produit une congestion cérébrale assez intense pour déterminer une rupture vasculaire, si l'éclampsie produit des phénomènes ischémiques assez intenses pour stupéfier un territoire nerveux, n'aurons-nous pas gagné notre procès ? Dans ce cas nous aurons toujours prouvé que l'origine de ces paralysies est l'éclampsie, et nous attendrons qu'il soit bien démontré que l'albuminurie et l'urémie sont les causes de l'éclampsie.

Notre route est maintenant suffisamment éclairée ; arrivons aux faits !

II

SURDITÉ.

La surdité est un accident fréquent dans les attaques d'éclampsie.

Hippocrate l'avait déjà signalé, mais il l'attribuait à la suppression des lochies, il dit : *(œuv. compl. — Trad. Lettré. — Des maladies des femmes. — Paris 1853. — Liv. 1 tit. VIII. — p. 101)*. « Dans cette affection l'ouïe devient dure » et plus loin, nous notons encore ces paroles : « si la malade guérit, il restera en général de la cécité, ou de la surdité ». — On sait l'importance qu'Hippocrate attachait à la rétention des lochies dans la pathagénie des affections puerpérales, et notamment dans l'éclampsie. Malheureusement nous ne trouvons pas dans ses ouvrages d'observation relatant un cas bien net de surdité consécutif à des attaques convulsives. — Itard *(Dict. des sciences médicales. — Art. Surdité)* indique parmi les causes de surdité, l'accouchement laborieux, mais ne parle pas d'accidents éclamptiques.

Tiedman *(Zeitschriff, die Physyologie. — Vol. 1, p. 272)*

cite des cas de surdité périodique dans la grossesse. — Portal parle d'une dame devenue sourde d'une oreille à une première grossesse, des deux à la seconde et perdant un œil à la troisième. — Silence le plus absolu, au sujet de l'albuminurie, ou d'attaques convulsives !

Lever rapporte quatre observations de surdité plus ou moins complètes, résistant à tous les traitements et disparaissant après l'accouchement.

Dans une lettre particulière adressée à Churchill, il s'explique ainsi : « J'ai vu plusieurs fois le sens de l'ouïe très altéré pendant la grossesse reprendre toute sa finesse après l'accouchement. « *On ne pouvait découvrir d'albumine après la délivrance ; quand l'albumine n'existait plus, l'ouïe reprenait toute sa subtilité* ». Churchill ajoute que dans tous les cas analogues ou Lever a examiné l'urine, il a trouvé de l'albumine.

Tous les faits observés par Lever se rapportent à la surdité albuminurique. D'après les auteurs, du reste, cette variété est de beaucoup la plus commune.

Si dans tous ces cas nous n'observons pas d'attaques d'éclampsie, il n'en est pas moins vrai que dans presque toutes les observations relatées par les auteurs, les maladies étaient par le fait même de leur état albuminurique sous la menace d'une attaque d'éclampsie.

Du reste, l'éclampsie précédant ou suivant la surdité n'est pas chose rare, Baudelocque et Gardien nous en citent des exemples. Le premier de ces auteurs vous dit : « Outre la douleur de tête et l'engourdissement il arrive fréquemment qu'il y a des vertiges, des bluettes, des tintements d'oreille, des étourdissements ; la langue s'épaissit, tourne difficilement etc.... quelques fois la cécité, la surdité précèdent l'apparition des mouvements convulsifs. »

Braum a signalé les bourdonnements d'oreilles et la surdité incomplète comme étant un des symptômes de l'éclampsie.

Sabatier donne une observation d'éclampsie avec hémiplégie dans laquelle il note les tintements d'oreilles.

« Les organes du sens, dit Burns, surtout l'oreille, sont souvent extrêmement sensibles dans l'éclampsie.

Les troubles du côté de l'appareil de l'ouïe, depuis les simples tintements, la surdité passagère et incomplète jusqu'à la perte totale et momentanée de l'ouïe sont loin d'être un accident exceptionnel pendant la grossesse ou l'accouchement et dans un grand nombre de cas ils ont été accompagnés, précédés ou suivis d'attaque d'éclampsie.

Ces variétés de surdité sont liées à l'albuminurie et peuvent n'être qu'une manifestation plus ou moins passagère d'une intoxictaion urémique au même titre que les attaques éclamptiques ; mais la relation entre les deux états morbides n'en est pas moins directe. Le petit nombre des observations relatées par les auteurs et d'autre part l'impossibilité dans laquelle nous avons été d'observer, pendant le cours de nos études, des cas de surdité succédant à des attaques d'éclampsie, ne nous permet pas d'être affirmatifs à ce sujet. Mais, nous pouvons dire que les cas de Braum, de Sabatier sont assez nets pour qui soit permis de penser à un rapport de cause à effet entre l'éclampsie et la surdité.

III

CÉCITÉ.

Les observations des malades atteintes de cécité à la suite d'attaques éclamptiques ne sont point rares non plus.

Dewees en a publié deux observations (Midwifery, P. 348).

Nous empruntons à Churchill l'observation suivante :

OBSERVATION I.

« Dans le courant de l'année 1853, je fus appelé à voir une dame âgée d'environ 30 ans. Elle était excessivement nerveuse, enceinte de 8 mois, et souffrait d'une amaurose complète d'un œil. La perte de la vue n'était pas complète dans l'autre œil. Elle avait eu deux attaques, mais n'ayant pas rencontré son médecin ordinaire, je n'ai pu savoir de quelle nature était l'affection. Cependant, d'après l'aspect de la malade et d'après ce qu'elle disait, je soupçonnai la présence de l'albumine dans les urines. »

« Après avoir employé les moyens ordinaires d'exploration, le médecin reconnut qu'il en était ainsi. Comme la vue s'altérait de plus en plus, on se décida à provoquer un accouchement prématuré. Les douleurs de l'enfantement commencèrent vingt-quatre heures après la rupture des eaux et douze heures après, cette femme mettait au monde un enfant mort-né. — La malade se rétablit rapidement. »

Dans cette observation l'amaurose est manifestement due à l'albuminurie. Il est regrettable que l'auteur n'ait pu se rendre un compte exacte de la nature des attaques, qui dit-il avaient précédé l'amaurose.

Dewees, dans une autre observation que nous trouvons (*compendiens system, of Midwifery. p.* 505.) est bien plus précis.

OBSERVATION II.

« Madame X..., âgée de 26 ans, éprouva les douleurs de son premier accouchement le 9 Septembre 1811, et peu après elle fut prise de convulsions. Les accès étaient fréquents et violents ; ils continuèrent à de plus longs intervalles après l'accouchement qui fut terminé par le forceps. Elle resta complètement insensible pendant quarante-huit heures après son accouchement, puis elle se rétablit peu à peu. Elle resta aveugle pendant quinze jours ; elle commença après ce temps à y voir un peu ; mais il s'écoula six semaines avant qu'elle pût nettement discerner les objets. »

Dans un autre cas de convulsions rapporté par le même auteur, la vue surtout d'un côté resta imparfaite pendant un long temps.

Théophile-Louis Bernard

Observation III. (*Empruntée à Cross-Cases in midwifery, p. 1551*).

« Madame C..., accouche pour la première fois. Elle n'avait pas 30 ans. Le travail débuta par une convulsion. La vue et la sensibilité étaient abolies. Les pupilles étaient largement dilatées. Je fus mandé en consultation, l'orifice était largement ouvert et l'accouchement fut terminé par une application de forceps. On fit de larges émissions sanguines, on appliqua des vésicatoires, la convulsion cessa. »

« La vue fut perdue, pendant plusieurs jours, puis elle revint et la malade se rétablit. »

Cette dernière observation est d'autant plus concluante qu'ici les émissions sanguines, loin d'amener par anémie, comme on l'a prétendu, l'attaque d'éclampsie, firent au contraire disparaître cette attaque avec l'amaurose qui s'était manifestée simultanément.

Ici donc relation directe entre l'éclampsie et les troubles oculaires.

Observation IV. *Recueillie à l'hôpital Saint-Louis, et due à l'obligeance de M. le Docteur Porak.*

« La nommée X..., passementière, entre à l'hôpital Saint-Louis, service d'accouchement, le 19 Décembre 1883. »

Antécédents héréditaires. Sa mère est morte de phthisie pulmonaire ; le sort de son père est inconnu.

Antécédents morbides. Élevée au sein jusqu'à l'âge de 6 mois, elle fut sevrée à cette époque. A trois ans, elle fut atteinte d'un mal de Pott. Le traitement qu'on lui fit suivre fut exclusivement médical, (sirop antiscorbutique, huile de foie de morue, etc.). On ne lui imposa pas le séjour au lit ; jamais elle n'a fait usage de béquilles.

A dix-huit ans, elle eut la fièvre typhoïde. Depuis cette époque, palpitations de cœur ; mais, malgré une gibbosité assez considérable, sa santé s'est toujours maintenue, et sa constitution paraissait relativement assez bonne.

Les règles ont toujours été très régulières, elles ont paru pour la dernière fois le 13 Juin.

Un mois après le début de la grossesse, nausées, vomissements. On aperçoit quelques filets de sang dans les crachats. Pas de gonflement des seins. Les vomissements après avoir cessé pendant deux mois, reparaissent quinze jours avant le terme.

Les premiers signes certains de la vie du fœtus sont apparus au mois d'Octobre, mais depuis quinze jours, la femme n'a plus senti remuer son enfant.

Depuis les premiers jours de Novembre, elle a commencé à s'apercevoir de troubles sérieux de l'appareil de la vision, au point de ne plus même pouvoir enfiler une aiguille. Elle a été obligée à cette époque d'abandonner son métier de passementière. A partir de ce moment, elle a été plongée dans la plus profonde misère.

Bientôt après, les jambes s'œdématient, les urines deviennent plus abondantes ; la malade raconte qu'elle était obligée de se lever plusieurs fois pendant la nuit. Maux de tête continuels, dyspnée, insomnie consécutive. Depuis un mois la diarrhée n'a pas cessé (4 à 5 selles par jour). Deux jours avant son entrée à l'hôpital, perte de sang assez considérable. A son entrée, ce qui frappe surtout, c'est la pâleur des téguments. Les paupières sont œdématiées, l'amaurose est à peu près complète. L'œdème des membres inférieurs s'étend presque jusqu'au niveau des fausses côtes. La main droite est aussi légèrement œdématiée.

Les urines traitées par l'acide nitrique et la chaleur, donnent un abondant précipité d'albumine.

Le palper ne fournit aucun renseignement sur la position et la présentation du fœtus. On ne perçoit rien à l'auscultation. Au toucher, on trouve la grande lèvre gauche très œdémiée. On atteint difficilement le col, qui est très élevé et ramolli.

La cyphose de la région dorsale est très considérable ; la tête et le cou rejetés en arrière paraissent enfoncés entre les deux épaules. Le sternum et les côtes sont fortement projetés en avant. Le ventre est très saillant par suite du rapprochement des côtes vers le bassin.

. Le bassin mesuré d'une tubérosité ischiatique à celui du côté opposé, n'offre qu'une largeur de 7 centim. et demi (le diamètre sacropubien n'a pas été pris). Par contre les fémurs et les tibias présentent des dimensions hors de proportion avec le reste du corps ; ils ne présentent aucune trace de rachitisme.

A son entrée la malade a pris un bain ; depuis ce moment, elle se plaint de violentes douleurs, partant de la région lombaire et s'irradiant vers l'abdomen. (Lavement avec XX gouttes de laudanum).

Vers onze heures du soir, violentes douleurs ; le fœtus est expulsé. Aussitôt après, attaque d'éclampsie qui dura dix minutes.

Après la délivrance, nouvelle attaque. 20 Décembre : Depuis sa première crise, convulsive la malade n'a pas repris connaissance. A neuf heures du matin, nouvelleattaque. On administre un lave - ment de chloral et l'on fait une saignée de 100 grammes.

La malade est plongée dans le coma, on note une hémiplégie, ou plutôt une abolition de la sensibilité du côté droit. — Respiration de Cheyne-Stokes. — On fait une injection d'éther qui a été renouvelée deux fois dans la journée.

La malade succombe dans la soirée du lendemain.

Autopsi:e

L'autopsie est pratiquée le 23.

Le cadavre mesure 1 m. 28 cent. — L'abdomen est fortement distendu par des gaz.

A l'ouverture on trouve les poumons très congestionnés, mais ne présentant aucune lésion de nature tuberculeuse.

Cœur normal. Rate normale également ; la rate pèse 130 grammes.

Le foie est gros ; il pèse 1190 grammes.

On voit sur sa face antérieure un sillon profond dû à la déformation de la poitrine et à la compression exercée par les côtes à ce niveau.

Les capsules rénales sont très adhérentes, et se décortiquent difficilement. Le rein droit est très congestionné, suffusion sanguine très accusée dans la substance tubuleuse (poids 120 grammes).

Le rein gauche pèse 130 grammes. Violente congestion, à tel point qu'on ne peut établir de distinction entre la substance corticale et la substance tubuleuse, au milieu de laquelle on trouve des suggillations ecchymotiques très abondantes.

L'utérus est revenu à l'état normal.

A l'ouverture du crâne, on observe une congestion extrêmement interne des méninges, cependant elles se décortiquent facilement. Les méninges cérébelleuses sont tellement congestionnées qu'elles donnent l'idée d'une suffusion sanguine sur les coupes du cervelet. Dans le quatrième ventricule on trouve un caillot à peu près de la grosseur d'un haricot.

Les coupes du lobe droit du cerveau ne présentent rien de particulier. Dans le lobe gauche on constate au niveau du corps optostrié, une hémorragie assez abondante qui, après avoir détruit la pulpe cérébrale, s'est frayée un passage dans le ventricule cérébral.

D'après les diverses observations que nous avons rapportées, la relation de cause à cet effet existe toujours. —

Parfois l'amaurose précède l'attaque d'éclampsie, et peut être mise sous la dépendance de l'albuminurie, parfois, elle la suit, et peut être mise sous la dépendance d'une congestion passagère ou permanente des centres nerveux, mais quoiqu'il en soit, la relation intime entre les deux affections est indiscutable. Nous nous expliquerons, du reste à ce sujet, d'une façon plus nette dans nos conclusions.

IV

HÉMIPLÉGIES

Mauricean le premier a recueilli des observations de paralysie de la moitié du corps.

Velpeau, dans sa Thèse sur les convulsions cite l'hémiplégie comme mode de terminaison, de cet accident. Cette question a été étudiée de nos jours surtout en Angleterre.

Après la découverte de l'albuminurie puerpérale par Lever, en 1843, on se mit à étudier aec soin les accidents qui suivent ou précèdent la délivrance. Fletwod Churchill, en 1855, réunit dans un important mémoire 17 cas d'hémiplégie.

En 1861 Imbert-Gourbeyre étudiée lui-même de nouveau la question, et dans la communication qu'il fit à l'académie, les hémiplégies l'emportaient de beaucoup sur les autres paralysies.

Monsieur Jules Simon consacre dans sa Thèse d'agrégation un court chapitre à cette variété des paralysies puerpérales.

Trois ans plus tard, en 1869, Decornière mettait ces paralysies sur le compte de l'endocardite puerpérale.

Enfin en 1872, Monsieur Charpentier publie sur ce sujet un long mémoire.

Nombre d'auteurs d'une incontestable autorité admettent donc l'hémiplégie puerpérale, mais ils sont loin de s'entendre sur la cause immédiate de ces paralysies.

Sans parler, comme cause occasionnelle, de la rétention ou de la suppression des lochies, opinion qui a eu cours depuis Hippocrate jusqu'à Mauriceau, ni des métatases laiteuses, opinion défendue par Pujos, nous aurons encore pas mal d'opinions diverses à passer en revue.

Ménière démontre l'importance des lésions cérébrales comme cause de ces paralysies, Paul Dubois, dans ses leçons cliniques, soutient avec sa grande autorité cette opinion, et pour notre part nous nous y rallions en partie. Mais si nous donnons le pas aux lésions cérébrales, comme cause des hémiplégies puerpérales, ne devons-nous pas bien souvent mettre ces lésions cérébrales sur le compte des attaques convulsives. On me dira qu'un certain nombre d'examens nécroscopiques ont démontré que non seulement les méninges n'étaient pas congestionnées, mais encore qu'elles avaient été trouvées complètement décolorées, après des attaques d'Eclampsie nettement suivies d'hémiplégie. Nous ne le nions pas ! mais combien plus nombreuses relativement sont les observations dans lesquelles on a constaté de la congestion et des hémorragies !

Dans presque tous les cas cependant il existait de l'albumine dans les urines.

Et quoique Stéele (Bristisch med 1873) cite une observation d'hémiplégie dans laquelle il n'existait pas d'albumine dans les urines il ne nous parait pas moins incontestable qu'il y a entre l'albuminurie d'une part, les hémorrhagies d'autre part, et les attaques d'éclampsie une liaison intime.

Les hémiplégies relèvent donc soit d'une lésion cérébrale, soit d'une altération du sang.

Quelques auteurs même regardent l'hémorragie comme due à l'altération du sang.

Monsieur Charles Robin cherche à l'exptiquer par un défaut d'hématose. « L'hématose est incomplète, et d'autant plus que la grossesse est à une période plus avancée et que l'utérus vient à prendre un plus grand développement et s'applique davantage sur la partie sous-diaphragmatique des gros troncs vasculaires.Ce défaut d'hématose entraîne une fluidité excessive du sang et le relâchement des tissus. La fluidité plus prononcée, la tonicité diminuée, les changements produits dans les sécrétions permettent à l'albumine de s'infiltrer, de passer en nature dans les urines ; l'albumine, sortant en nature, appauvrit davantage le sang, le rend plus fluide encore, et l'on voit apparaître l'œdème et les infiltrations générales. Les maladies nerveuses naissent avec cet état anormal du sang et se dissipent avec lui. »

Ajoutons que pour nous ce sang plus fluide, ce vice de nutrition des tissus expliquent suffisamment l'œdème de la superficie du cerveau,observée dans certains cas d'éclampsie, et peut aussi jusqu'à un certain point expliquer les hémorragies cérébrales.

L'altération du sangjoue, en effet,un grand rôle dans les phénomènes de nutrition générale.

Mais quelle que soit la théorie que nous envisageons, nous tournons toujours dans un même cercle.

Quand il y a albuminurie, il y a menace d'éclampsie ; quand il y a éclampsie, il y a menace d'hémipligie, soit par lésions cérébrales, soit par ischémie d'un territoire nerveux.

L'observation que nous avons citée nous a montré des lésions d'origine hémorragique. Dans une autre observation que nous avons le regret de ne pouvoir livrer à l'appréciation générale, (nous n'avons pu malgré tous nos efforts réussir à nous la procurer), une femme dans le service de M. Pinart (hopital Lariboisière) aurait succombé, après plusieurs attaques convulsives ayant déterminé une hémiplégie nettement observée, et l'on n'aurait trouvé à l'autopsie qu'une ischémie cérébrale très prononcée.

Enfin, nous relatons une dernière observation, dans laquelle l'hémiplégie a manifestement suivi des attaques d'éclampsie.

OBSERVATION *due à l'obligeance de M. le Docteur Letulle.*

La nommée Chopick Étiennette, entrée le 4 Mai 1879 à l'hôpital Beaujon, salle Notre-Dame, est accouchée à terme d'un garçon bien portant, le 29 Juillet ; rien d'anormal pendant la grossesse et la couche.

Le 1er Août, cette femme s'étant plainte d'une violente céphalalgie et d'un frisson pendant la matinée, fut attentivement examinée.

Pas de tension du ventre, lequel n'est pas douloureux ; la température axillaire donne 37° 9.

Le lendemain pas de frisson, mais céphalalgie continue, qui cède à l'administration de 0,50 centigrammes de sulfate de quinine.

Ces symptômes prémonitoires avaient éveillé l'attention, ainsi qu'une déviation assez sensible de la commissure gauche des lèvres.

Et voici ce qu'on pût recueillir à ce sujet :

Il y a douze ans, trois jours avant sa première couche, cette femme fut prise de convulsions violentes, d'une attaque d'éclampsie qui dura cinq jours.

L'accouchement se fit au milieu de ces attaques et l'enfant vécut ; actuellement il a 12 ans.

C'est à l'Hôtel-Dieu, dans le service de M. le professeur Tardieu, qu'elle était traitée.

On lui fit des saignées répétées, puis la langue étant devenue très volumineuse, on y pratiqua des scarifications.

Régime lacté Chloral.

La malade ne se souvient plus quelle était la potion qu'on lui faisait prendre.

A la suite de ces attaques, la malade était restée paralysée du côté gauche ; ses cheveux étaient tombés.

Elle fut soumise à l'électrisation faradique et ce ne fut qu'à la suite d'un traitement qui dura six mois, qu'elle commença à marcher.

Les mouvements des membres supérieurs paralysés avaient reparus au bout de deux mois.

Deux ans après, nouvelle couche, celle-ci très normale, sans albuminurie, sans attaque d'éclampsie.

A la troisième couche, cette femme voit reparaître, pendant le travail, de nouvelles [attaques] d'éclampsie, dont la durée a été de 12 heures environ, et qui n'ont cessé qu'après l'accouchement.

C'était une présentation pelvienne, et l'enfant n'a pas vécu.

De ces dernières attaques, il ne lui est resté aucune trace.

Jusqu'à sa 8ᵉ couche tout s'est passé normalement, mais à la 8ᵉ qu'elle fit, dans le service de M. Desnos, elle fut encore prise d'at*taques d'éclampsie.

Cette fois ces attaques précédèrent d'un mois l'accouchement et durèrent vingt-quatre heures.

Saignées. Chloral. — La malade ignore encore quelle potion on lui administrait.

Les attaques plus faibles que les précédentes ne laissèrent point d'hémiplégie.

Nous n'avançons aucune théorie; nous constatons seulement des faits, des cas de paralysie coïncidant avec l'é-clampsie et nous nous demandons si ces deux péhno-mènes cliniques n'ont pas une liaison plus intime qu'on ne l'a dit jusqu'ici.

V

PARAPLÉGIES.

C'est avec beaucoup de peine qu'on peut recueillir quelques observations de paraplégies puerpérales liées manifestement soit à l'éclampsie soit à l'albuminurie.

Parmi les rares observations relatives à ce sujet, nous en avons choisi trois, qui quoique fortement attaquées, nous paraissent cependant assez probantes.

La première est de Weber *(Woehenblatt der zeitscher, der KK. Gerulsch der OErste, zuwien, 1853)*.

« Primipare de 30 ans, atteinte dans le premier mois de la grossesse de paraplégie complète, puis d'hydropisie génerale et quelques jours plus tard de pleuro-pneumonie.

La malade succombe trois jours après l'accouchement.

Autopsie : Entre autres lésions l'autopsie revèle un ramollissement diffluent de la moëlle épinière, dans sa portion lombaire. »

Imbert Goubeyre considère ce cas comme appartenant réellement à la variété des paraplégies albuminuriques.

L'albumine n'a pas été cherchée, mais l'hydropisie est un symptome assez caractéristique pour faire croire à son existence probable.

Le deuxième cas appartient à Abeille (*étude clinique sur la paraplégie indépendante de la myélite.*) Il s'exprime ainsi : « Dans un troisième cas, attaques d'Eclampsie à la suite de la dernière couche, et plus tard, anasarque. »

Abeille ne nous dit pas si la paraplégie succède immédiatement à l'attaque d'Eclampsie ou si au contraire est arrivée beaucoup plus tard. Il ne nous dit pas s'il existait, à 'époque, des manifestations éclamptiques, de l'albumine dans l'urine, et surtout, point important, il passe sous silence l'existence de l'albumine au moment de la paraplégie ; il ne nous donne pas non plus de détails sur la paraplégie qu'il a observée. Etait-elle simple ou complète ?

M. Hervieux se refuse, après avoir fait les critiques que nous venons de résumer, à admettre ce cas comme une observation concluante de paraplégie albuminurique succèdant à une manifestation éclamptique. Il n'en est pas moins vrai que la paraplégie de l'observation d'Abeille, si courte et si incomplète que soit cette observation, a nettement succedé à des manifestations de nature éclamptique.

Nous empruntons la 3ᵉ observation à la Thèse de Lecorché (*Thèse do Locorché*, observation 6, pages 53).

« L'accouchement eut lieu sans attaque d'Eclampsie, à 7 mois 1/2 et l'état de la malade fut loin de s'améliorer; elle revint chez Bourdon avec une céphalalgie presque continuelle, un abaissement très marqué de l'intelligence et une diminution de la motilité des membres inférieurs. »

Dans le reste de l'observation nous ne trouvons pas de renseignements plus complets sur cet affaiblissement de la motilité des exétrmités pelviennes mais il n'en est pas moins vrai que c'est un cas assez net, sinon de véritable paraplégie, au moins de parésie succèdant ou dépendant d'un état albuminurique.

Dans l'observation suivante, empruntée à la thèse de Baudelocque, nous sommes plus heureux. Nous relatons, du reste, tout au long cette observation :

OBSERVATION.

(*Thèse de Baudelocque*, 1822.) Peu de jours après être devenue enceinte, une dame éprouva de l'oppression, quelques jours après elle eut des vapeurs et des convulsions pendant une heure ; l'accès commença par de l'oppression et finit par des baillements. Le lendemain il reparut à la même heure et il dura un peu plus de temps que la veille. Les convulsions se renouvelèrent les jours suivants et la durée du paroxisme alla toujours en augmentant.

Vers le milieu de la grossesse un second accès se joignit tous les jours au premier ; il survenait 6 heures après et il se prolongeait pendant 5 à 6 heures, la durée augmenta ainsi progressivement.

Au 8e mois les deux accès se réunirent et vers la fin de la grossesse, la malade n'avait plus que 6 heures de tranquillité sur 24.

Les muscles du cou des bras entraient successivement en convulsion ; la tête était agitée, avec une régularité remarquable, de secousses qui la portaient tantôt à droite, tantôt à gauche. La malade poussait des cris plaintifs ; la bouche était fermée.

La respiration se suspendait ; tout le corps se roidissait quelque fois en se courbant. Ces contractions duraient quelques secondes et se terminaient tout à coup par le retour au premier état. La malade poussait alors un cri extrêmement fort, suivi de plusieurs autres ressemblant à des hurlements. Au bout d'environ quinze ou vingt minutes nouvelles, suppression de la respiration bientôt terminée par des mouvements convulsifs, durant lesquels le corps était arqué en arrière et roide ; puis la malade se jetait tout à coup en avant, frappait avec rapidité ses deux mains sur ses cuisses.

L'accouchement eut lieu à 8 mois et demi pendant un accès de convulsion.

Paralysie des membres inférieurs qui disparut par l'usage des eaux Plombières.

Le petit nombre de ces observations, l'obscurité, qui règne dans la plupart de ces cas, ne nous permet pas d'en tirer des conclusions absolument nettes, en effet plusieurs auteurs nient ces paraplégies d'une façon absolue.

M. le professeur Jaccoud s'exprime à cet égard d'une façon très affirmative : « Il n'existe aucune relation entre la paraplégie et l'albuminurie de la grossesse. » (*Jaccoud, des paraplégies et de l'ataxie, Paris* 1865, page 370.)

M. le professeur Tarnier (*Cazeau*, page 504) pense avec la plupart des auteurs que l'urémie ne produit jamais de paraplégies ; il admet toutefois, comme nous l'avons dit plus haut, les paralysies des organes des sens : amaurose, surdité, etc :

Nous laisserons donc un peu en dehors la question des paraplégies d'origine albuminurique ou éclamptique. Cette question ne nous paraît pas suffisamment élucidée pour que nous puissions la discuter.

Nous n'avons du reste à cet égard aucune observation personnelle à présenter.

CONCLUSIONS

De cette étude si courte et si imparfaite, il nous semble cependant que nous pouvons tirer les conclusions suivantes :

1.° Les phénomènes de l'éclampsie accompagnent, précèdent ou suivent très souvent les paralysies sensorielles ou les paralysies des membres.

2° Ces paralysies, comme toutes les paralysies d'origine puerpérale, sont très variées dans leurs manifestations.

3° Ces paralysies paraissent être liées soit à l'albuminurie, soit à une intoxication générale de l'organisme liée plus ou moins directement au mal de Brigtht.

4° La marche et les symptômes de ces paralysies n'ont rien d'absolument constant ; elles dépendent surtout de la cause immédiate qui les a provoquées.

5° Le pronostic en est extrêmement variable, il dépend surtout de la cause qui a provoqué la paralysie :

On doit cependant diviser ces deux paralysies en deux grandes classes :

1° Paralysies liées à des lésions nerveuses.

> *A*. Paralysies par lésions cérébrales profondes tou-(jours graves et presque toujours mortelles).
>
> *B*. Paralysies par lésions cérébrales superficielles (passagères le plus souvent).

2° Paralysies liées uniquement à l'albuminurie.

> Passagères sans gravité.

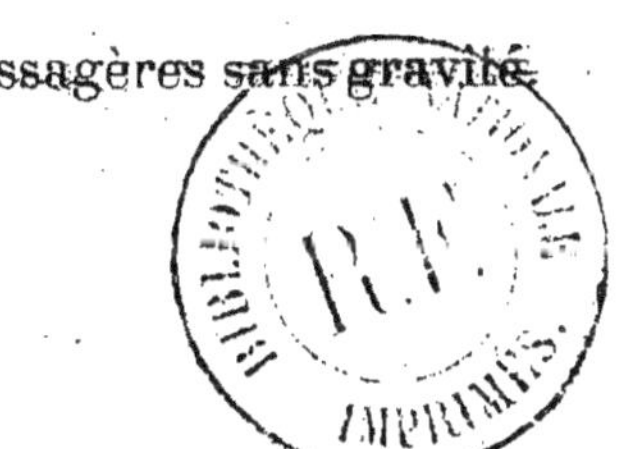